AF500562

PROJET
D'UNE
FONDATION MUNICIPALE
POUR L'ÉLEVAGE NORMAL
DE LA PREMIÈRE ENFANCE

MOYENS PRATIQUES DE PRÉVENIR
LA MORTALITÉ EXCESSIVE DES NOURRISSONS

PAR

C. A. COUDEREAU

DOCTEUR EN MÉDECINE

Pharmacien. Ancien interne en Pharmacie des Hôpitaux de Paris.
Membre du Comité central de la Société d'anthropologie.
Membre fondateur de la Société parisienne d'archéologie et d'histoire.
Membre de la Société de numismatique et de la Société de statistique.

AVEC PLANS ET DEVIS
Par J.-B. SCHACRE, Architecte

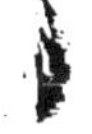

PARIS
IMPRIMERIE DE VICTOR GOUPY
5, RUE GARANCIÈRE, 5

1875

PROJET

D'UNE

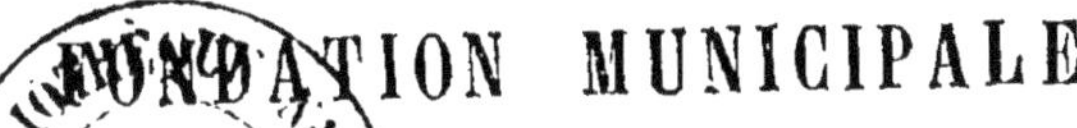

FONDATION MUNICIPALE

POUR

L'ÉLEVAGE NORMAL DE LA PREMIÈRE ENFANCE

MOYENS PRATIQUES DE PRÉVENIR LA MORTALITÉ EXCESSIVE DES NOURRISSONS.

Pourquoi l'accroissement de la population s'est-il ralenti en France à ce point que les statisticiens l'ont traduit par cette expresssion qui s'impose aux méditations de tous ceux qui ont souci de l'avenir du pays: (1)

« DÉPOPULATION DE LA FRANCE. »

Les circonstances qui ont amené cet état de choses sont multiples.

Il en est une qui, en raison de sa généralité a

« (1) Il s'agit de reconnaître s'il est vrai que des milliers de créatures humaines sont vouées à une mort prochaine ou à une existence débile et maladive, à une dépravation physique et morale qui les prédestine à recruter nos *hôpitaux*, nos *hospices et nos prisons*.

« Cette question, posée sous ce simple titre : *Mortalité des enfants du premier âge*, se dresse aujourd'hui pressante et inexo-

frappé tous ceux qui se sont occupés de la question, c'est l'*excessive mortalité des nourrissons*. Il y a aussi la proportion moindre des mariages et la moindre proportion des naissances, dont les chiffres sont frappants, surtout si nous les comparons à ceux que la statistique relève chez nos voisins.

	En France.	En Prusse.
Mariages pour 1000 habit.	7,7	8,1
Fécondité par 100 mariages	300	460
Naissances, sur 100 individus de population totale	2,55	3,98
Excédant des naissances sur les décès, par million d'h.	2,400	13,600

A la quelle de ces causes diverses faut-il attribuer le plus d'importance au point de vue de la dépopulation de la France ?

Ce ne sont là, selon moi, que des symptômes, dont la véritable cause a échappé aux économistes.

Les enfants meurent en si grand nombre parce qu'ils coûtent trop cher à élever ; c'est-à-dire que le prix de revient d'un homme est plus élevé que le prix auquel on l'évalue lorsqu'il est arrivé à l'état adulte. Cette disproportion est à la fois cause de la diminution des mariages, de la diminution de la natalité et de l'énorme mortalité qui pèse sur les nourrissons.

C'est surtout dans les grandes villes, notamment à Paris que cette disproportion existe et que nous en constatons les effets déplorables sous les trois formes que je viens d'indiquer.

La seule forme sous laquelle il soit aujourd'hui possible pratiquement d'atteindre le mal, c'est la mortalité des nourrissons.

rable au milieu de la société française, et vient projeter sur elle une ombre sinistre. »

Boudet, 28 septembre 1869.

Elle se dressait déjà devant l'Académie en 1866 ; elle se dresse bien plus inexorable en 1875, et on n'a fait encore qu'un règlement.

J'ai dit qu'elle en est, selon moi, la cause principale. Les causes secondaires ont été indiquées par tous ceux, médecins et moralistes, qui ont traité la question.

On a surtout appuyé sur :

L'abandon de l'allaitement maternel;

L'industrie des nourrices mercenaires;

L'allaitement artificiel;

L'alimentation prématurée.

Pourtant, ce n'est pas seulement sur les enfants qu'on envoie en nourrice que pèse une mortalité excessive.

Pour ces derniers — et ils représentent à peu près la moitié des enfants qui naissent à Paris — la mortalité est, en moyenne, de 51,68 %, d'après l'enquête administrative faite par la commission officielle de l'Académie de médecine en 1869.

Pour ceux, plus heureux, qui sont élevés à Paris par leur mère ou sous les yeux de leur mère, soit par une nourrice sur lieu, soit au biberon, la fatalité économique que j'ai mentionnée plus haut leur inflige encore une mortalité minimum de 27 % — d'après la statistique municipale de 1873-1874.

Or, je laisse ici les conditions de mortalité du reste de la France pour m'occuper spécialement de Paris, le centre le plus maltraité de notre malheureux pays, puisque chaque année il subit un déchet de plus de 20,000 morts sur ses 53,000 naissances.

Qu'a-t-on fait pour remédier à cet état de choses? On a eu recours à trois palliatifs :

On a proclamé la nécessité de l'allaitement maternel. Mais il ne suffit pas d'en proclamer la nécessité pour que cela devienne possible. Pour des causes diverses beaucoup de mères ne peuvent pas allaiter leur enfant (1), ainsi que je l'ai constaté dans mes *recherches sur l'alimentation des enfants.*

(1) *Recherches chimiques et physiologiques sur l'alimentation des enfants*, p. 14 et 15. — Coudereau, juin 1869.

Quelques mois plus tard, dans la discussion académique sur la mortalité des nourrissons, M. Fauvel constatait à son tour l'impossibilité, pour beaucoup de mères, dans les grandes villes. d'allaiter elles-mêmes leurs enfants.

« Après avoir parlé des mères, voyons ce qu'il est possible de faire à l'égard des nourrices.

« Il est incontestable que, malgré tous les efforts tentés, notre état social s'opposera toujours à ce que la classe laborieuse des villes adopte généralement la pratique de l'allaitement maternel. Il y aura donc toujours nécessité pour elle d'avoir recours à l'allaitement mercenaire.

« Ce délaissement des devoirs de la maternité accuse notre état social, et il n'est pas au pouvoir des lois sociales d'y rien changer. La persuasion et les encouragements peuvent seuls ici exercer une influence salutaire... »

Et plus loin :

« Dans la classe moyenne des villes, chez les petits commerçants, là où la femme prend une part si active aux affaires, on comprend mieux les obstacles à l'allaitement maternel. Ni les habitudes ni le logement ne s'y prêtent; il faut bien dès lors avoir recours à l'allaitement hors de la maison par une nourrice mercenaire. »

FAUVEL (Académie de médecine).

On essaya de réglementer l'industrie nourricière, l'académie ne crut pouvoir rien faire de mieux alors ; et depuis, l'Assemblée nationale édicta la loi Roussel pour la protection des nourrissons. La loi peut bien protéger les enfants contre les mauvais traitements; elle peut exercer une surveillance, mais, au point de vue de l'allaitement lui-même, elle reste impuissante.

Un troisième moyen a été la fondation des sociétés de charité maternelle, des sociétés protectrices de l'enfance, des crèches, etc. Ce moyen est plus efficace, grâce aux allocations qui permettent à un certain nombre de mères de nourrir leur enfant que, sans cette intervention, elles eussent été contraintes d'envoyer en nourrice.

Mais il ne s'adresse qu'à un certain nombre de familles nécessiteuses ; la charité ne saurait soulager toutes les misères ; et, en dehors de la classe pauvre, il y a les mères de la classe moyenne, du petit commerce, etc., dont la charité privée n'a point à se préoccuper, et dont les enfants vont mourir en nourrice comme par le passé.

Tous d'ailleurs ont reconnu, implicitement au moins, qu'il y a de nombreuses impossibilités à l'allaitement maternel. Mais tous alors, ou presque tous, ont déclaré qu'à défaut du sein de la mère, le sein d'une nourrice est indispensable. Mais leur philanthropie ne sacrifie-t-elle pas l'enfant de la nourrice en faveur du nourrisson (1)?

Quoi qu'on fasse, l'allaitement direct est impossible dans un grand nombre de cas. Il y a, en France, pénurie de nourrices ; le lait de femme y est en quantité insuffisante. Il faut donc, de toute nécessité, puiser à une autre source et recourir à l'alimentation artificielle (2).

M. Fauvel disait à l'Académie : « ..,la cause première du mal est que le nombre des bonnes nourrices ne répond pas au nombre des enfants à nourrir ; d'où il suit qu'on est obligé de recourir à de malheureuses femmes qui n'ont aucune des qualités convenables pour un bon allaitement . . . .
. . . . . Oui, je le répète, il y a en France *pénurie de bonnes nourrices*, et de là, l'industrie des mauvaises, avec toutes ses ruses, ses procédés coupables et ses résultats désastreux. »

« . . . Industrie inconsciente le plus souvent du

(1) Coudereau, loc. cit. p. 23. Fauvel, disc. à l'Académie.
(2) Coudereau, p. 22 et 23.

mal qu'elle fait, et qui a pour point de départ l'ignorance et la misère.

« En réalité, le mal vient de ce que le nombre des bonnes nourrices n'est pas en rapport avec le nombre des enfants à nourrir, et qu'à défaut de bonnes nourrices, force est d'accepter les mauvaises. Oui, il est incontestable que, chez nous, le *lait de femme est en quantité insuffisante* pour nourrir convenablement tous les nouveaux-nés.

« L'administration de l'assistance publique ne l'ignore pas, et nous autres, médecins des hôpitaux, qui avons vu de près les difficultés que l'on éprouve à procurer des nourrices passables aux enfants pauvres, nous savons à quoi nous en tenir.

« De là, l'industrie des mauvaises nourrices. »

Et plus loin, adoptant par raison l'allaitement artificiel, il ajoute : « Je suis si peu favorable à l'extension de l'industrie des nourrices... que j'en suis venu à me demander si... il ne conviendrait pas mieux de combler le déficit par l'allaitement artificiel.

« Je sais qu'en France l'allaitement artificiel est accusé de bien des maux, qu'on lui attribue une grande part dans la mortalité des enfants qui y sont soumis...

« Mais s'ensuit-il que le résultat fâcheux soit principalement dû au *principe même* de l'allaitement artificiel ? Il est permis d'en douter, avec M. Denis Dumont et les autres membres qui ont pris part à la discussion, quand on voit que le lait n'est pas le seul aliment donné (Bouillies épaisses, vin, cidre, café, même de l'eau-de-vie).

(Souvent une même femme est chargée de plusieurs enfants au petit pot.)

« Et cependant, malgré cela, si la statistique du Calvados est exacte (mort. 30/100), la mortalité parmi ces enfants n'égalerait pas encore celle que produisent les mauvaises nourrices.

« D'un autre côté, si nous tenons compte de ce

que chacun de nous a pu voir, des résultats *souvent remarquables* (1), obtenus avec l'allaitement artificiel pratiqué avec tous les soins convenables; si nous considérons que ce mode d'allaitement est recommandé dans certains pays, il me semble que c'est aller un peu vite que de le proscrire absolument (2), ainsi que le font chez nous beaucoup de médecins. Certes, sans parler de l'allaitement maternel qui est hors de cause, je suis convaincu que l'allaitement d'une bonne nourrice est préférable à l'allaitement artificiel; mais, à défaut d'une bonne nourrice, n'est-il pas à croire que *le biberon pourrait être d'un précieux secours?*

« Je n'ai pas d'opinion arrêtée à cet égard. Je ne sais pas jusqu'à quel point l'allaitement artificiel, praticable avec avantage dans la famille, sous les yeux de la mère, l'est aussi par des mains mercenaires? *Nous ne possédons sur ce sujet aucune expérimentation en grand qui soit décisive.* La question, cependant, vaut la peine d'être étudiée, et je suis d'accord avec la commission, lorsqu'en vue de la statistique *à venir*, elle recommande de rechercher quelle est la mortalité comparée des enfants nourris artificiellement et de ceux nourris au sein.

Mais je *voudrais* qu'indépendamment de cette enquête et des renseignements recueillis à ce sujet, dans tous les pays, *l'allaitement artificiel fût expérimenté chez nous* avec toutes les précautions convenables et sur une assez large échelle pour arriver à des résultats décisifs.

« Par qui, comment, sur quelles données serait faite cette expérimentation? Je n'ai pas à m'en préoccuper pour le moment. C'est une question à reprendre et à étudier dans ses détails.

Ce que je veux seulement dire aujourd'hui, c'est que l'allaitement artificiel ne doit pas être rejeté

(1) Coudereau, loc. cit. p. 20-23.
(2) Coudereau, loc. cit. p. 53.

sans examen parce qu'il pourrait être un complément précieux, à défaut de bonnes nourrices.

« Nous ne sommes pas assez riches, Messieurs, pour nous priver bénévolement d'une telle ressource, sans plus ample informé.

. . . .

« Si vous voulez diminuer la grande mortalité qui pèse sur les enfants des familles nécessiteuses, il faut procurer à ces enfants le lait nécessaire à leur alimentation et de bons soins ; et pour cela *il faut de l'argent.* »

FAUVEL, 1869.

Malheureusement, on a dépensé en faveur des nourrissons, trop d'encre et trop peu de lait.

M. Husson a eu raison de dire : « Chacun vérifiant pour nous cette vérité, qu'il est plus aisé de faire ressortir les défauts de l'œuvre d'autrui, que d'en produire une moins imparfaite, est venu payer son tribut, non en ces pièces de bon aloi qu'on appelle des idées, ou si vous voulez, des *moyens*, mais avec cette monnaie courante de la critique, dont tout français lettré a les poches pleines. »

M. Husson demande *des moyens.* C'est dans le but de satisfaire à ce désir, au désir de tous, que j'ai entrepris ce travail et que je présente aujourd'hui le projet qui l'accompagne.

Ce projet, je l'ai indiqué en quelques phrases au commencement de 1869, dans le travail que j'ai déjà cité et auquel je devrai faire encore de fréquents renvois. Voici dans quels termes je l'esquissais alors :

« Je voudrais qu'un établissement pût être créé aux environs de Paris, spécialement consacré à l'éducation de la première enfance, où cette étude serait faite sur une large échelle.

« Les petits enfants y seraient reçus en pension comme ils le sont plus tard dans les pensionnats consacrés à l'instruction. Dans cet établissement, les appartements devraient être distribués de façon à n'offrir aucun des dangers de l'encombrement. Il serait largement pourvu de cours et de jardins, d'ombre et de pelouses. L'air y circulerait à profusion.

« A ce pensionnat seraient annexés :

« 1° Une ferme où l'on entretiendrait constamment des animaux domestiques qui fourniraient chaque jour les aliments destinés aux enfants sevrés ou soumis dès leur naissance au régime artificiel. Des chèvres et des brebis y seraient dressées à allaiter les nourrissons pour lesquels l'expérience aurait démontré l'utilité de ce genre d'alimentation. Des vaches, des ânesses et des juments répondraient à des indications spéciales; une basse-cour serait peuplée de façon à fournir des œufs toujours frais. Là encore seraient entretenus des animaux divers constamment soumis à l'expérimentation;

« 2° Un laboratoire de physiologie et de chimie largement organisé, où chaque nourrisson aurait son dossier, où chaque jour seraient analysés ses *ingesta* et ses *excreta*. Le résultat de cet examen serait joint au bulletin où seraient consignés quotidiennement les constatations de son poids, de sa température et de son état de santé.

« Là encore seraient analysés ou préparés de toutes pièces les aliments complets ou diversement incomplets destinés aux animaux soumis à l'expérimentation. Les animaux eux-mêmes auraient leur dossier, comme les nourrissons, et, après leur mort, soit qu'elle résulte de l'expérimentation même, soit qu'on les sacrifie pendant le cours des expériences afin d'en connaître le résultat à différentes époques, ils seraient soumis à l'examen nécroscopique. La création d'un laboratoire suffisant serait dispendieuse : car il faudrait qu'il fût vaste et largement pourvu d'appareils et de réactifs. Il faudrait, en outre, un personnel instruit et nombreux.

« C'est là l'idéal. Mais à côté de l'idéal difficilement réalisable, il y a le réel possible. Si petit qu'ait été le résultat de mes premières recherches, il me donne bon espoir et m'encourage à persévérer dans la voie où je me suis engagé. »

M. Fauvel m'a paru mieux inspiré que ses collègues, en proposant l'expérimentation en grand de l'alimentation artificielle. Toutefois, il a déclaré n'avoir aucune idée arrêtée sur la façon dont cette étude devrait être faite.

Depuis 1869, j'ai mûri le projet que je n'avais encore qu'esquissé, et qui est demeuré ma préoccupation constante.

Voici dans quelles conditions je pense qu'un établissement devrait être fondé pour produire tout son effet utile :

Ce ne devrait point être un établissement de pure exploitation, mais une ÉCOLE où seraient étudiées méthodiquement toutes les questions qui se rattachent à l'hygiène physique, alimentaire, intellectuelle et morale de la première enfance. Elle deviendrait, par suite, l'école par excellence des mères et des nourrices.

Pour qu'il pût fonctionner dans ces conditions, il faudrait qu'il fût fondé à une très-petite distance de Paris. Cette situation offrirait les avantages suivants :

1° Au point de vue des familles, — c'est mon objectif principal ; la science ne vient qu'après et n'a sa raison d'être, qu'autant et parce qu'elle est à leur avantage et leur offre une plus grande sécurité ; — les enfants resteraient en quelque sorte sous les yeux de leurs parents, qui pourraient leur faire de fréquentes visites et les faire visiter de temps en temps, si bon leur semble, par leur médecin habituel.

Ils seraient d'ailleurs sous la surveillance constante du médecin-directeur (1).

2° Au point de vue scientifique, le recrutement du personnel du laboratoire serait rendu plus facile, et, tous ceux qui s'intéressent scientifiquement à la régénération de l'humanité, auraient toute facilité pour suivre pas à pas les méthodes adoptées et les résultats obtenus.

Cette proximité de Paris permettrait au Directeur de s'éclairer sans cesse aux lumières des sociétés savantes et des savants en particulier, qui s'intéressent à ces questions.

Il serait nécessaire qu'un laboratoire de chimie et de physiologie fut organisé largement, et bien pourvu pour l'étude des ingesta et des excreta des nourrissons, et pour l'expérimentation sur les animaux — le seul mode d'expérimentation permis mais aussi le seul moyen scientifique à l'aide duquel on puisse élucider peu à peu tous les côtés obscurs de cet obscur problème.

Il serait nécessaire que le champ de l'observation scientifique fût assez vaste pour que la statistique spéciale de l'établissement eût une signification sérieuse.

Au point de vue économique, les frais généraux seraient d'autant moins onéreux, qu'ils seraient répartis sur un plus grand nombre de pensionnaires.

J'ai cru, en conséquence, devoir établir un devis pour un ensemble de 500 berceaux.

PLAN D'ENSEMBLE.

Pour que 500 enfants puissent être groupés sans

(1) M. Delpech insiste avec raison sur la sagesse du fondateur des crèches qui a compris qu'il fallait que l'hygiène y fût sous une surveillance médicale active. L'hygiène alimentaire en particulier a besoin d'être bien surveillée en raison de la difficulté qu'on éprouve, même au sein des familles, à en faire comprendre toute l'importance.

encourir les dangers de l'encombrement, il est urgent qu'un tel établissement ne soit point une maison, mais un VILLAGE, en dehors duquel seraient placés : l'administration, les services divers, la ferme, les infirmeries et laboratoires.

La disposition générale de ces diverses parties dépendrait nécessairement de la configuration et de l'étendue du terrain qui y serait affecté.

Quant à l'installation, je ne suis nullement partisan des constructions massives et coûteuses, qui flattent l'œil, mais que répudie l'hygiène.

Le meilleur mode est, selon moi, celui des constructions en bois employé depuis longtemps avec avantage aux Etats-Unis et en Russie, par les administrations hospitalières. Des constructions de ce genre, établies pendant la guerre, existent encore dans les hôpitaux où elles continuent à fonctionner à la grande satisfaction des médecins et des chirurgiens qui les préfèrent aux salles ordinaires.

Toutefois à ces grandes salles je préfère de petits pavillons isolés.

Ces pavillons (1), élevés au-dessus du sol afin d'être garantis de l'humidité, seraient divisés en deux compartiments pouvant recevoir chacun cinq nourrissons et la nourrice chargée de les soigner. Ce voisinage immédiat de deux nourrices me paraît indispensable ; c'est une garantie contre l'ennui ; et en outre elles seront mieux à même, dans maintes circonstances, de se rendre de mutuels services. Si elles étaient réunies en plus grand nombre, leur service en souffrirait peut-être.

Ces pavillons seraient orientés au Sud-Est et posés sur pivot afin que l'orientation en puisse être changée suivant la saison ou la direction de certains vents, dont il serait bon de garantir les enfants.

Derrière chaque pavillon serait un abri pour les chèvres, avec un petit espace semé d'herbe où elles

(1) Voir la description au devis d'architecture.

passeraient au grand air tout le temps pendant lequel elles ne seraient pas utiles près des nourrissons.

L'isolement de chaque pavillon serait absolu. Leur ensemble formerait une sorte de petit village, dont chaque maisonnette serait séparée de ses voisines par quatre rues. De la sorte aucun des dangers de l'encombrement ne serait à redouter et l'on réunirait au contraire des conditions de salubrité qu'on ne rencontre dans aucun village.

Il serait bon d'avoir, en plus des 50 pavillons occupés par 500 enfants, quatre pavillons toujours vides pour permettre l'évacuation et le nettoyage successifs de chacun d'eux à tour de rôle. (1)

Sur des points écartés seront disposés d'autres pavillons affectés, les uns à l'infirmerie, d'autres, dits de quarantaine, à la surveillance d'enfants présentant des symptômes pouvant faire craindre le développement d'affections contagieuses.

Dans un autre endroit, éloigné également des pavillons sains et de l'infirmerie, seraient disséminés des pavillons où seraient isolés les enfants atteints de fièvres éruptives, de diphthérie, d'ophthalmie purulente, etc., etc.

Ils seraient placés sous le vent et séparés par des bouquets d'arbres.

Ni le chauffage ni l'éclairage ne seront à la dis-

(1) Parmi les matières gazeuses et condensables par l'eau que peut donner une atmosphère méphitique des réunions d'hommes et de femmes, on trouve, d'après M. Sainte-Claire Deville, deux espèces de substances odorantes, acides butyrique et valérianique; l'acide des huiles de poisson infect; de l'ammoniaque, et une ammoniaque composée qui se trouve dans la saumure des harengs.

« C'est dans les asiles et dans les écoles que ces substances ont été rencontrées en quantité plus considérables que dans les salles de malades. » Qu'eût-on constaté dans les crèches, se demande M. Husson? »

position des nourrices. Un employé spécial sera chargé de ce soin et surveillera le thermomètre intérieur. On sera ainsi assuré d'avoir en hiver une température uniforme, sans courir aucun des dangers du feu ou de l'acide carbonique.

Les services divers, installés en dehors du groupement des pavillons, comprendront un corps de construction pour :

1° Fabrication du gaz pour l'éclairage général et les besoins du laboratoire.

Toute la chaleur provenant des appareils précédents serait utilisée pour le chauffage :

2° de la cuisine ; — 3° de la blanchisserie ; — 4° de la boulangerie ; — 5° des bains ; — 6° des pavillons.

Une canalisation triple, dans une seule tranchée, distribuera dans toutes les parties de l'établissement : 1° l'eau chaude : 2° l'eau froide ; 3° le gaz.

La ferme comportera : 150 chèvres ; — 24 vaches ; — 10 ânesses ; — 25 chiennes pour la garde et les besoins du laboratoire ; — La basse-cour.

L'Administration se composera du directeur, ayant sous sa responsabilité le service médical et pharmaceutique, le service de surveillance ; le service de bureau.

Surveillance : Cinq personnes seront spécialement chargées de prendre chaque matin le poids de chaque enfant, sa température, matin et soir ; sa taille chaque quinzaine. Elles consigneront les chiffres sur les feuilles du pavillon et sur le livre qui retourne à la direction, ainsi que les observations sur la santé, l'état des selles, etc.

Pendant les heures qui ne seront point consacrées à ces soins, elles feront des tournées d'inspection pour s'assurer si tous les détails du réglement sont strictement exécutés.

Le bureau comprendra :

A. *L'Economat* dont le personnel se composera de l'Econome, un employé aux écritures et à la comptabilité ; un employé chargé des achats et approvisionnements.

B. *Le Secréariat* qui aura deux employés pour les dossiers ; un employé pour les statistiques ; un employé pour la correspondance et les bulletins de santé ; un secrétaire particulier du Directeur

Le reste du personnel comporterait :

100 nourrices, ; — 4 infirmières ; — 1 chef cuisinier ; — 15 aides de cuisine ; — 10 blanchisseuses ; 1 jardinier ; — 4 aides de jardin ; — 1 chauffeur ; — 5 surveillants : — 4 filles de bains ; — 5 filles de lingerie ; — 4 employés du gaz ; — 2 employés de cave.

Plus, pour la ferme : 1 berger ; — 1 vacher ; — 1 palefrenier ; — 2 garçons de cour et d'écurie ; — 4 garçons de culture ; — 1 femme de basse-cour ; — 3 femmes pour traire le lait.

Je ne puis dans cette esquisse, évaluer le personnel du *Laboratoire*, auquel se rattacheront les observations météorologiques :

Vents ; — Températures ; — Etat barométrique ; — État hygrométrique ; — État ozonométrique ; — Pluviométrie ; — Insectes.

Le but de ces observations serait de dégager les influences de ces divers éléments sur l'état sanitaire en général, et la part d'action qu'ils peuvent avoir sur la végétation, et par suite sur la santé des nourrices animales et sur la qualité de leur lait.

ENQUÊTE PRÉALABLE

Pour que le dossier de chaque enfant soit aussi complet que possible, et afin qu'on puisse surveiller chez lui toute diathèse héréditaire, et le garantir contre ses menaces, il sera fait au moment de l'admission une enquête préalable portant sur les points suivants :

Antécédents de famille : Renseignements sur les grands parents ; sur les oncles et tantes ; sur le père et la mère, les frères et sœurs.

Age ; constitution ; profession ; habitation ; santé habituelle ; maladies antécédentes ; santé au moment de la conception ; état pendant la grossesse ; suites de couches.

Age et sexe de l'enfant.

Etat, poids et taille au moment de la naissance.

Etat actuel : Etat de la peau, éruptions, rougeurs, etc., embonpoint ; — L'embonpoint des membres est-il proportionné ? — Volume du ventre ; — Etat de la ligne blanche ; état de l'ombilic — Etat de la bouche — état des fontanelles ; volume de la tête — croutes de la tête — expression de la physionomie. Développement de la poitrine. Etat des ganglions cervicaux et inguinaux,

Pouls — température — appétit — selles — sommeil. Suivant l'âge de l'enfant, à quel régime a-t-il été soumis ?

Le résultat de cette enquête sera signé séance tenante par le Directeur et par les parents, et restera inscrit sur un livre spécial pour servir à la statistique

Comme il peut s'y trouver des documents de telle nature qu'ils ne doivent point être divulgués, le père et la mère devront être interrogés séparément, et les détails resteront connus seulement du Directeur. La statistique ne pourra les utiliser que sous des numéros correspondant à des catégories n'ayant rien de commun avec les numéros administratifs.

RÈGLEMENT DES PAVILLONS

Chaque nourrice occupera un compartiment. Elle pourra être acceptée avec son enfant qu'il importe de sauvegarder plus qu'on ne s'est jusqu'ici préoccupé de le faire (1). Elle pourra le soigner et le surveiller en même temps que ses nourrissons. Ce sera un moyen de moraliser les nourrices en même temps qu'un acte d'humanité et de patriotisme.

Elle aura la charge de 5 nourissons (2) dont un ou deux au sein, suivant l'âge ou l'état de leur santé ; les autres au pis de la chèvre ou au biberon.

La nourrice devra tenir proprement le compartiment qui lui est confié, nettoyer les enfants et changer leurs linges aussitôt qu'ils les auront salis. Ces langes seront jetés aussitôt, par une trappe spéciale, dans un tiroir ouvrant à l'extérieur ; elle donnera le sein à l'enfant ou aux enfants qui lui auront été désignés et dans les conditions qui lui seront prescrites.

Elle alimentera, suivant les prescriptions qui lui seront faites, les autres enfants, soit par la chèvre, soit par le biberon. Elle n'aura pas d'autre occupation que de soigner ses nourrissons.

« Pour moi la question de l'allaitement a été jus-

(1) Si on récompense les nourrices... « Vous aurez peut-être alors de beaux nourrissons, mais ce serait aux dépens du frère ou de la sœur de lait que nous ne devons pas oublier.

« Dans l'état actuel des choses, c'est surtout le *petit parisien* qui pâtit.

« Prenez garde de ne faire que renverser la proposition. »

Fauvel, p. 983.

(2) Art. XII du réglement :

« Les crèches approuvées doivent avoir une berceuse pour six nourrissons et une gardienne pour 12 enfants de 8 mois à 3 ans. Ce dernier chiffre est évidemment très-convenable. Celui d'une berceuse pour six nourrissons nous a paru suffisant, tant au point de vue de la propreté des enfants qu'à celui du mouvement nécessaire, du changement de position dont ils ont besoin pour exercer leur corps et faciliter leur développement.

Delpech, hygiène des crèches.

qu'ici mal posée, de telle sorte que la solution en était par cela même impossible (1).

« Le premier point à résoudre n'est pas de savoir *à quelle source* l'enfant doit puiser sa nourriture ; mais quels sont ses besoins nutritifs ; *quels aliments peuvent être assimilés par ses organes* » (2).

Je diviserai ainsi qu'il suit l'alimentation :

Alimentation	Naturelle	suffisante;
		insuffisante.
	Artificielle	complémentaire;
		insuffisante;
		prématurée.

Je n'ai rien à dire ici de l'alimentation naturelle ; les mots « suffisante ou insuffisante » s'expliquent d'eux-mêmes.

L'alimentation artificielle ou complémentaire peut être *bonne*, c'est-à-dire vraiment complémentaire, et dans ce cas elle peut-être suffisante ou insuffisante. Je m'abstiendrai de parler de la *mauvaise* alimentation. — Mais tout en étant bonne, l'alimentation peut n'être pas assimilable par les organes de l'enfant qui l'absorbe. Alors elle est *prématurée*.

Donc : *Est prématurée toute alimentation qui n'est point assimilable par les organes digestifs de l'enfant à qui on la donne.*

A quel âge l'enfant peut-il supporter sans danger une alimentation autre que du lait ?

« La science n'est point en mesure de répondre à cette question avec l'autorité qui convient (3). »

Beaucoup d'auteurs ont fixé l'âge de 5 mois. — D'autres veulent qu'on attende la fin de la première année. — D'autres prennent 2 ans comme limite. — M. Triboulet exige 16 dents.

(1) Coudereau. *Loco cit.* p. 14.

(2) Coudereau. *Loco cit.* p. 19 et 20.

(3) Coudereau. *Loco cit.* p. 20.

Toutes ces limites sont critiquables.

Comment déterminera-t-on l'*âge* d'un enfant ?

Voici deux babys, nés tous deux le même jour, il y a 12 mois ; l'un est potelé, frais et rose, il a dix dents, marche seul. L'autre n'a pas de dents ; sa taille est plus petite de 4 centimètre, il est maigre, ses membres sont grèles, il ne marche pas. Ces deux enfants ont-ils physiologiquement le même âge ? Assurément non.

Ce n'est pas en considérant le nombre des mois qu'on peut déterminer le moment où il est possible de donner à l'enfant une alimentation complémentaire. Il faut tenir compte : — de l'âge — de la dentition — du poids — de la taille — de la force musculaire — de l'embonpoint et de la vivacité.

Le parti auquel on s'arrêtera devra être la résultante de toutes ces considérations.

La science ne possède pas actuellement les données positives nécessaires pour fixer avec précision le moment physiologique, ni de l'alimentation complémentaire ni du sévrage.

Il faudra donc longtemps encore procéder par tâtonnements ; mais il faudra tâtonner avec prudence.

D'ailleurs j'ai toujours eu pour principe de ne permettre les aliments supplémentaires ou le sevrage que le plus tard possible. L'excès dans ce sens ne saurait avoir d'inconvénients. On n'en saurait dire autant de la conduite opposée.

Je pense que l'alimentation exclusivement lactée, ou alternée dans certains cas avec l'œuf frais (formule publiée dans ma thèse page 97) devra être maintenue jusqu'à la fin de la première année. A cette époque, chez les enfants très-développés, possédant au moins quatre dents et marchant seuls, on pourra donner des bouillies ou du potage, au lait d'abord, plus tard au gras. Plus tard encore quelques boulettes de viande crue rapée.

Lorsqu'il s'agit d'alimentation supplémentaire ou

d'allaitement artificiel, beaucoup de médecins m'ont semblé trop exclusifs. Lorsque mon travail a vu le jour, bon nombre de critiques m'ont crû trop bien disposé en faveur de l'alimentation artificielle, et m'en ont blâmé. C'est qu'ils m'ont trop jugé sur l'étiquette. Je repousse tous les excès.

Mes audaces au point de vue du régime complémentaire, restent en deçà — je dois le déclarer ici — de celles de l'Académie.

Voici en effet ce que je lis au bulletin de l'Académie de médecine sous ce titre : « Projet de conseils hygiéniques pour les nourrices et les nourrissons :

9. « Avant le cinquième mois révolu, on ne doit jamais donner à l'enfant d'autre nourriture que le lait.

« Dans le cas, où avant cette époque, le lait paraît ne plus convenir ou être insuffisant, il ne doit être introduit aucun changement dans l'alimentation de l'enfant sans l'avis du médecin. C'est le médecin qui seul pourra décider s'il faut donner autre chose que le lait, comme des potages très-légers faits avec la fécule de pomme de terre, le tapioca, l'arrow-root, la farine de riz, la fleur de farine séchée au four, ou enfin, le pain bien cuit qu'on réduit en bouillie très-claire à travers un linge fin.

« Dans les premiers temps, ces substances seront cuites dans du lait ou dans de l'eau sucrée légèrement, et quelques semaines après, c'est-à-dire vers le sixième mois, avec du bouillon très-léger.

« Il faut varier et graduer la force de cette nourriture, selon la facilité avec laquelle l'estomac de l'enfant la supporte.

« En tous cas, il peut être dangereux de sevrer l'enfant avant la sortie des quatre premières dents, et pour le priver du sein d'une manière complète, il ne faut s'en rapporter qu'à l'opinion du médecin.

« Il faut néanmoins que l'enfant continue à prendre le sein, afin de conserver cette ressource jusqu'à la sortie des seize premières dents.

10. « Vers sept ou huit mois, on peut laisser l'enfant mâcher une croûte de pain siot sec, soit trempé dans du jus de viande, de l'eau sucrée et rougie avec du vin, ou sucer quelques os de volaille ; mais on doit rejeter avec soin de sa nourriture les gâteaux et les sucreries de toute espèce. »

Quand j'ai pris la défense de l'allaitement artificiel contre ceux qui le proscrivaient d'une façon absolue, je n'ai pas été au-delà du plaidoyer de M. Fauvel, déjà cité; et les lignes suivantes montrent suffisamment que même au sein de l'Académie cette proscription est moins générale qu'elle ne le semble de prime abord.

« Mais si le biberon employé seul présente, comme vous le voyez, des dangers réels, ces dangers disparaissent presque complétement lorsqu'il vient suppléer seulement à l'insuffisance du lait de femme. Je n'ai point d'ailleurs besoin de vous dire, Messieurs, que pour les mères qui nourrissent leurs enfants, je parle des femmes placées dans les meilleures conditions d'indépendance et de fortune, l'alimentation mixte est le fait le plus habituel. »

DELPECH, *discussion sur les crèches.*

Voici comment je m'exprimais moi-même :

« Peu de médecins sont d'accord sur la nature de l'alimentation qui convient le mieux à l'enfant (alimentation supplémentaire) et sur l'époque où on peut la donner.

« Quelques-uns la permettent dès l'âge de cinq à six mois ; d'autres veulent qu'on attende seize à dix-huit mois. D'autres proscrivent tout autre aliment que le lait avant que l'enfant n'ait ses vingt dents.

« Comment résoudre ce problème ?

« Nous avons vu que, dans la pratique, l'allaitement maternel est souvent impossible. L'allaitement par une nourrice l'est aussi quelquefois. Examinons quelques-uns des modes de l'alimentation artificielle.

« Ce genre d'alimentation est condamné par presque tous les médecins. Mais les médecins se sont bornés à constater que la mortalité est énorme parmi les enfants élevés ainsi, et ils ont cru devoir condamner sans appel l'alimentation artificielle.

« Je crois devoir en appeler de leur jugement. Ils ont confondu deux choses essentiellement différentes : l'alimentation et les soins donnés à l'enfant. Toutes les fois que l'enfant reçoit tous les soins nécessaires à son âge et à son état de développement, l'alimentation artificielle exclusive dirigée par la mère ou par une nourrice intelligente et affectueuse, réussit et produit de très-beaux nourrissons.

« Trois choses surtout importent au jeune enfant : que ses aliments, donnés à intervalles réguliers et en quantité suffisante (lait de la mère ou autre), soient assimilables par ses organes et n'aient subi aucun commencement d'altération ; qu'on ne le laisse pas exposé à un abaissement de température qui peut déterminer chez lui des affections très-diverses et occasionner la mort, etc. »

La transition, dans tous les cas, devra être très-lente et l'introduction dans le régime de substances alimentaires nouvelles se fera graduellement, peu à peu, et l'abandon du régime lacté aura lieu d'une manière insensible.

Ce n'est qu'après des tâtonnements nombreux qu'on pourra, en comparant les faits observés, formuler les règles vraiment scientifiques qui doivent présider aux modifications du régime alimentaire de l'enfance. L'observation et l'expérimentation sur les animaux sont pleins de précieux renseignements à cet égard ; mais ce n'est pas ici le lieu de traiter cette question.

Chaque enfant portera pendu à son cou un collier avec une plaque en étain marquée d'un numéro. — A chaque berceau sera attachée une feuille mensuelle portant en tête le numéro d'ordre et le nom de l'enfant.

Chaque jour on écrira sur cette feuille, dans des colonnes spéciales — poids, température, état des selles, sommeil — observations relatives à la santé.

Ces mêmes indications seront transcrites sur un livre qui reviendra à la direction où il sera vérifié chaque jour.

Traité du lait. — La qualité du lait est le point capital; tous les médecins sont d'accord à cet égard. C'est aussi la chose la plus difficile à réaliser dans les conditions ordinaires. Dans un grand établissement comme celui que je voudrais créer, on pourrait le faire d'une façon très-simple en adoptant la pratique suivante :

Les vaches et autres laitières seraient traites chacune deux fois par jour et *successivement*, de telle sorte qu'il y aurait à *toute heure* de la journée du lait frais, et que les enfants qui prendraient le biberon auraient constamment du lait sortant du pis de l'animal, et par conséquent à l'abri de toute chance d'altération.

Il serait fait toutes les heures des distributions de lait frais, suivant les besoins. Dans chaque pavillon, le lait qui n'aurait pas été utilisé serait repris et versé à la fromagerie.

PRÉCAUTIONS RELATIVES AU RÉGIME COMPLÉMENTAIRE ET AU SÉVRAGE.

Tout enfant auquel on commencera à donner l'alimentation complémentaire sera changé de pavillon et placé dans une catégorie nouvelle pour deux raisons : 1° ne pas trop compliquer les occupations des nourrices, en leur donnant autant que possible un travail uniforme ; 2° ne pas les exposer à la tentation de satisfaire leurs anciens préjugés en les mettant à même de *fortifier* des enfants plus faibles avec la bouillie du plus fort.

Chaque nourrice recevra des instructions précises sur le régime qui convient à chacun des enfants qui lui sont confiés et sur les particularités qu'elle devra surtout observer, pour en rendre compte au personnel chargé de la surveillance.

« M. Guérin fait remarquer à M. Delpech que les critiques et la condamnation qu'il a dirigées contre l'allaitement artificiel ne sont pas fondées. Les statistiques sur lesquelles il s'est appuyé sont fautives parce qu'elles ne tiennent pas compte de toutes les conditions qui accompagnent l'allaitement artificiel et qui le compliquent, par exemple de l'alimentation prématurée. M. J. Guérin s'élève contre ces statistiques banales qui donnent des chiffres bruts sans s'inquiéter des divers éléments de la question qu'elles ont la prétention de résoudre. Il faut d'abord éloigner les éléments étrangers, comme dans l'espèce, l'alimentation prématurée, pour savoir au juste à quoi s'en tenir sur l'alimentation artificielle. » (*Discussion académique.*)

Je pense moi que jusqu'à ce que l'expérimentation ait prononcé, il faut être plus circonspect qu'on ne l'a été à l'Académie.

Quand il s'agira d'ajouter un élément nouveau au régime habituel, il faudra le donner à petite dose et bien observer les selles.

Il arrive souvent, quand on donne un aliment nouveau qu'on le retrouve en partie reconnaissable encore dans les excréments. Il faut alors en suspendre l'usage et y revenir un peu plus tard, afin de provoquer peu à peu par sa présence la sécrétion du liquide digestif nécessaire. — Les mêmes précautions doivent être prises chaque fois qu'on ajoute quelque chose au régime.

En restant fidèle à ces principes de prudence et avec une surveillance active, on n'aura pas à craindre de tomber dans l'excès, c'est-à-dire d'aller jusqu'à l'alimentation prématurée.

La balance et le thermomètre d'une part, de l'autre la surveillance attentive de l'état général et du ventre en particulier, et l'examen des *excreta* souvent répété, permettront de se rendre compte de la façon dont l'enfant digère et s'assimile les aliments donnés. On verra de la sorte s'il est possible de donner un régime plus solide ou s'il est préférable de s'en tenir au régime actuel ou même de revenir au régime lacté.

La même règle de conduite sera adoptée pour la fixation du moment du sevrage.

Ces prescriptions seront écrites et placardées dans un lieu apparent du compartiment pour être constamment sous les yeux de la nourrice et des surveillantes.

SURVEILLANCE RELATIVE A L'HYGIÈNE ET A LA SANTÉ.

La nourrice devra veiller à l'état de santé des enfants. Dès qu'il se produira le plus petit dérangement dans la santé d'un nourrisson, elle en devra donner avis aux personnes chargées de la surveillance. Celles-ci aviseront le directeur ou prendront immédiatement les mesures d'urgence s'il y a lieu.

Les symptômes qui devront surtout attirer son attention sont les suivants :

Dérangements des organes digestifs : diarrhée, constipation, coliques, vomissements, perte d'appétit, état de la langue, dentition. Chaleur à la tête, mouvements nerveux, convulsions, insomnie, somnolence, réveils en sursaut.

Toux — nature de la toux.

Eruptions.

Etat des yeux, rougeur des paupières, ophthalmies.

Oreilles — douleurs de tête, cris, délire, etc.

Dès qu'un petit dérangement se sera manifesté dans la santé d'un nourrisson, ou que l'attention sera éveillée par son état stationnaire, par une diminution de poids, ou par une élévation de température, avis en sera donné immédiatement au médecin directeur qui visitera l'enfant, et prescrira ce qu'il y a à faire.

Si l'état du malaise continue, il sera transporté à l'infirmerie, et *mis au sein*, quel qu'ait été son régime précédent et soigné jusqu'à rétablissement complet.

S'il se déclare quelque symptôme soupçonné d'être le début d'une affection contagieuse, l'enfant sera placé en observation dans le pavillon dit de quarantaine jusqu'à ce qu'on soit fixé sur le genre d'affection. Il sera ensuite dirigé soit sur l'infirmerie commune, soit sur l'un des pavillons destinés aux affections contagieuses, s'il y a lieu.

Tous les jours, autant que la température le permettra, les nourrices sortiront avec leurs nourrissons au grand air. Chaque nourrice disposera d'une voiture pour cinq enfants. Pendant que les pavillons seront libres on y établira un large courant d'air. Il est bon, non-seulement que les enfants et les nourrices respirent à l'air libre mais aussi que ces femmes jouissent des distractions que comporte la société et la conversation de leurs compagnes.

En outre, celles qui auront contracté des liens d'amitié ou de sympathie entre elles pourront demander à être placées dans des pavillons contigus ou voisins. Je pense que la satisfaction morale qu'elles en éprouveront et les bons offices réciproques qu'elles se rendront seront profitables à leur santé et à celle des nourrissons.

Les promenades n'auront lieu que dans l'intérieur de l'établissement si son étendue le permet, et varieront suivant la saison, la température et l'ombrage dont on disposera.

Le mauvais temps ne sera pas un obstacle aux sorties. — Un vaste promenoir couvert permettra à peu près toujours de vivre à l'air sans être exposé aux intempéries.

Blanchisserie. — Chaque jour la voiture passera prendre le linge sali de chaque pavillon — le linge sera retiré du tiroir par l'extérieur pour éviter toute odeur dans le compartiment. Le linge propre sera déposé en même temps au moyen d'une trappe sans que la nourrice ait à se déranger des soins qu'elle donne aux enfants.

Le linge sera inspecté à la blanchisserie par des surveillantes qui noteront les numéros des enfants et les observations sur les *excreta* et, si elles le jugent à propos — les mettront en réserve pour être soumis à l'examen du directeur, qui s'assurera si la nourrice n'a pas donné d'autres aliments que ceux prescrits.

Cuisine. — La cuisine sera faite en commun pour tout le personnel — la distribution sera faite à des heures régulières aux nourrices — le reste du personnel se réunira pour prendre le repas au réfectoire — la vaisselle salie au repas précédent sera enlevée en même temps.

ÉDUCATION INTELLECTUELLE.

L'éducation intellectuelle commencera pour les enfants dès qu'ils marchent et parlent.

A ce moment l'enfant a besoin qu'on s'occupe de lui et qu'on lui parle sans cesse ; de plus sa petite curiosité le porte à vouloir toucher et voir tout ce qui est à sa portée. Il a une puissance d'assimilation plus grande qu'on ne le croit généralement ; sa mémoire est immense. De petits enfants nous répètent souvent après coup des fragments de conversation qu'ils ont entendus tout en jouant et auxquels on ne supposait pas qu'ils fissent attention et qu'on croyait hors de leur portée.

Il faut, dès son apparition, utiliser cette qualité précieuse. Mais il ne faut pas oublier que les aptitudes de l'enfant sont très-mobiles, qu'il ne saurait s'occuper trop longtemps de la même chose. Il ne faut pas perdre de vue que le jeu est la seule occupation possible à cet âge.

Le raisonnement n'est point éclos encore ; l'enfant n'a que de la mémoire : mémoire des yeux, mémoire des mots, mémoire des sensations.

Tout objet mis à sa portée doit être un jouet. Tout jouet doit graver dans la mémoire, par son nom, par sa forme, par son usage, des notions utiles.

Les enfants seront enlevés aux nourrices dont le sein leur est désormais inutile, et remis à des directrices qui seront choisies spécialement pour guider leur jeune intelligence. Elles appartiendront à des nationalités différentes et chacune d'elles ne parlera aux enfants que sa langue maternelle.

L'expérience a démontré depuis longtemps qu'un enfant entouré de personnes lui parlant plusieurs langues apprend simultanément ces langues sans étude, sans effort, sans se douter qu'il apprend quelque chose.

Il importe aussi qu'il entende parler purement les langues qu'il doit apprendre, et qu'il n'entende jamais de vilains propos et ne soit pas témoin de mauvaises actions.

Je suis d'avis que l'enfant ne sait que ce qu'on lui enseigne. Il suffit pour l'avoir bon de ne point lui enseigner le mal. Il suffit pour l'avoir intelligent de ne pas l'abêtir par d'idiotes sornettes et de ne pas paralyser son cerveau par l'inaction systématique. En tous cas l'essai que je propose a chance de donner de bons résultats ; il n'en saurait produire de mauvais.

Il ne faut jamais exiger d'un enfant une attention soutenue. *Il faut obéir* à la mobilité qui l'entraîne d'un objet à un autre. Il faut le suivre dans ses jeux, répondre à ses questions. On peut les provoquer, il ne faut pas les lui imposer. A cette condition seule on ne le fatiguera pas, on ne dépassera pas la limite de ses forces cérébrales.

L'enfant est avide de narrations. Il veut sans cesse qu'on lui raconte quelque chose. On peut alors lui raconter sous une forme enfantine les faits de l'histoire *vraie* et y joindre d'utiles notions de géographie. De quelques situations historiques on pourra prendre occasion de petites représentations qui seront des jeux profitables.

On pourrait ainsi, dans les premières années de l'enfance enseigner les langues, des notions sommaires d'histoire et de géographie; mettre sous leurs yeux, afin de les familiariser avec leur forme et avec leurs noms, des objets d'histoire naturelle, comme dans les jardins Frœbel.

Plus tard on pourrait éveiller le goût des études physique et chimique en les rendant témoins de quelque expérience de physique amusante, ou de changements de colorations ou de formations de précipités par des mélanges de liquides limpides.

C'est avec des jouets encore qu'il faudra leur enseigner la lecture sans qu'ils s'en doutent.

La musique aussi devra occuper une place importante. Les enfants retiendront facilement le nom des notes en les adaptant à un air.

Les chansons qu'on leur apprendra devront avoir trait aux choses qu'on tient à bien fixer dans leur mémoire. Le chant a en outre l'avantage d'être une excellente gymnastique pour les organes respiratoires.

Dès que poindra l'âge du raisonnement, il sera bon de le développer par des questions qui les porteront à réfléchir sur la raison des choses dont ils s'occupent le plus volontiers, et sur la production des phénomènes qui les intéressent le plus.

Le côté moral aussi, dès le début de l'éducation, devra être pris en sérieuse considération.

Le plus sûr moyen est, selon moi, d'éveiller dans un groupe de jeunes enfants, l'idée de solidarité, de droit et de devoir. Intervenir le moins possible dans leurs petits différents, si ce n'est sous forme de conseil; les amener à faire entre eux des conventions, des marchés que la directrice consacrera simplement par son témoignage. Faire juger les différends par des jurys d'enfants nommés par eux-mêmes, diriger leurs débats en leur laissant la plus large initiative. Leur créer ainsi dès leurs premiers pas, une véritable vie pratique qui les amène à formuler déjà des règles de morale humaine et de justice pratique et leur faire se donner à eux-mêmes la preuve que la justice et la morale découlent naturellement des rapports sociaux et consistent simplement à user de son droit sans gêner l'exercice du droit de ses compagnons ; à rechercher le bien-être sans nuire en quoi que ce soit au bien-être de ses voisins.

En résumé, se laisser guider par la curiosité de l'enfant, la provoquer, la diriger, mais n'exiger aucun travail, aucune étude que ne comportent pas ses aptitudes. Ne confier à sa mémoire que des choses qu'il peut comprendre. Toujours faire à ses questions des réponses vraies et à sa portée. Ne lui inculquer que des notions saines et scientifiques. Eviter de lui donner des explications qui ne reposent que sur des hypothèses.

BULLETIN MENSUEL

Il sera publié chaque mois un bulletin du mouvement général de l'établissement.

Ce bulletin relatera la statistique générale, le nombre d'enfants par catégories selon l'âge.

Enfants exclusivement au sein;
— au pis d'un animal;
— prenant au biberon du lait de chèvre,
— — du lait de vache.

Allaitement mixte. — Alimentation complémentaire. — Au sevrage. — Mouvement de la dentition.

Moyenne de l'accroissement du poids et de la taille : suivant l'âge et le mode d'alimentation.

Développement musculaire. — *Marche.* — *Parole.* — *Mouvement hygiénique.* Nature des indispositions ou maladies observées pendant le mois.

Nombre d'enfants atteints : guéris ;
— améliorés ;
— état stationnaire.

Nombre de journées de maladie. — Décès. — Observations relatives aux changements de régime.

— Alimentation complémentaire. — Sevrage. — *Mouvement intellectuel et moral.* — On relatera les observations qui auront pu être faites sur les résultats de la méthode inaugurée.

Bulletin météorologique du mois.

Ce bulletin répondra ainsi, dans sa sphère d'action, au *désidératum* de la commission officielle académique de 1869, relatif à la statistique de l'avenir.

Il sera tenu à Paris un bureau où un employé sera tous les jours à la disposition des familles, pour donner des renseignements, soit sur les conditions d'admission, soit sur l'état sanitaire des enfants admis.

Tous les jours, il sera envoyé au bureau un bulletin exact du mouvement des divers pavillons d'infirmerie. Tout enfant sur lequel on n'aurait aucun renseignement serait en bonne santé.

Dès qu'un enfant serait atteint d'une affection présentant une certaine gravité, la famille en serait avisée directement par une lettre spéciale de la Direction.

Pour qu'un établissement puisse être fondé sur ces données et soit en mesure de réaliser les conditions d'hygiène que j'ai énumérées plus haut et de résoudre scientifiquement le problème complexe et difficile relatif à l'allaitement artificiel, à l'alimentation complémentaire et au sevrage, il ne saurait se passer d'être subventionné.

Il serait digne de la ville de Paris et de son Conseil de prendre une telle initiative. Le Conseil Municipal est le tuteur naturel de ces milliers de petits enfants qui, ne pouvant être élevés au sein de leurs mères, vont mourir en si grand nombre dans les départements éloignés chez une nourrice ignorante et misérable, victimes de son ignorance et de ses préjugés, quand ils ne sont pas victimes de sa cupidité et de sa brutalité.

L'ignorance, la routine, les préjugés sont souvent pour eux, hélas ! des causes de mort, même au foyer maternel. Il serait bon qu'il existât une école spéciale où les mères et les nourrices apprissent à se défaire de leurs préjugés. C'est seulement sous la forme que je propose que cette école peut exister et donner des résultats utiles. Mais cette institution ne saurait être, à son début, l'objet d'une exploitation industrielle ; on ne peut donc point s'en reposer, pour sa fondation, sur l'initiative privée, parce qu'alors elle perdrait forcément son caractère scientifique pour devenir exclusivement commerciale.

On ne saurait non plus se reposer de ce soin sur les Sociétés protectrices de l'Enfance et sur les Sociétés de charité maternelle. Leur rôle et leur destination sont autres. Elles ont pour mission de soulager au jour le jour les misères que nous a léguées le passé, mais leurs ressources, déjà insuffisantes pour cette tâche, ne sauraient s'appliquer à celle qui fait l'objet de ma communication. Ces sortes d'allocations peuvent arracher de temps en temps à la mort de pauvres enfants qui périssent de froid ou de faim, mais restent fatalement à peu près sans action sur les chiffres proportionnels de la mortalité. Cette action ne peut être obtenue qu'en modifiant les conditions hygiéniques et les procédés d'élevage. On ne peut atteindre ce résultat qu'en fondant une école.

Je ne me dissimule pas que cette institution ne saurait avoir une influence immédiate sur la proportionnalité de la mort, puisqu'elle n'étendrait son action, au début, que sur 500 enfants. Mais les résultats acquis et publiés périodiquement au bulletin, pourraient être appliqués rapidement dans d'autres établissements du même genre, fondés sur différents points du territoire, dans des conditions d'économie qui permettraient à la plupart d'entre eux de se passer de subvention.

Bien plus sûrement que les réglements et les lois, ces fondations parviendraient à supprimer l'industrie des mauvaises nourrices, car les lois, en général, ne peuvent pas grand'chose contre les mœurs.

Je pense d'ailleurs que, systématisées dans le sens que j'indique, les subventions seraient non-seulement plus efficaces, mais moins lourdes que celles que s'imposent aujourd'hui, sans direction fixe, les diverses administrations d'assistance, départementales, communales, des Sociétés protectrices, etc. En tous cas, il m'a semblé que ce n'est point, à l'heure présente, sur le budget de l'enfance, qu'il faut chercher à réaliser des économies.

L'idée de subvention a été soulevée devant l'Académie de Médecine en 1869, et l'Académie a admis le principe de la subvention et sa nécessité dans l'espèce. Mais, faute de plan arrêté, elle s'en est tenue à une déclaration platonique.

« .... Force serait donc, je le crains bien, disait M. Fauvel, d'avoir recours à l'intervention gouvernementale et de réclamer en faveur de l'enfance, une part dans le budget de l'Etat.

« Qu'y aurait-il donc de si exorbitant à demander à l'État une telle faveur ? S'il fallait énumérer toutes les subventions accordées par l'État, la liste serait longue. » . . . .

Industrie, commerce, marine, lettres, beaux-arts, théâtre, race chevaline, comices agricoles, etc.

M. Fauvel n'ayant aucune idée arrêtée sur la marche qu'il faudrait suivre, ajoutait qu'on ferait bien de « *subventionner*, en raison de leurs besoins, les sociétés protectrices de l'enfance. »

La réponse de M. Husson : (26 octobre 1869) n'est pas moins explicite :

« *Le principe des subventions* est donc admis ; (le département de la Seine y consacre annuellement 600,000 francs) il est déjà largement appliqué, et *si, pour remédier au mal signalé, il suffisait d'en étendre les bienfaits,* je suis disposé à croire que l'état n'hésiterait pas à favoriser par de nouvelles allocations les sociétés charitables qui se formeraient dans le but de faciliter aux mères les soins qu'elles doivent aux nouveau-nés. »

En regard de cette somme de 600,000 francs à laquelle il faudrait ajouter les 75,000 francs que dépense annuellement pour les crèches, le département de la Seine, au dire de M. Husson, plaçons ce résultat qu'il a constaté lui-même, dans son discours du 28 septembre 1869, c'est-à-dire un mois auparavant : « Le résultat général de la mortalité donne 51, 68 pour 100 (pour les 25,500 enfants que Paris envoie en nourrice) ; à ses yeux (à M. Blot) comme aux miens, il indique un *minimum suffisant* pour appuyer une délibération. Ce chiffre de 51, 68, s'il s'applique aux enfants de la naissance à un an, doit être accepté comme un minimum *auquel il faudrait peut-être faire une addition notable,* que je ne veux pas entreprendre de déterminer, pour ne pas me jeter dans les hypothèses. »

Ces allocations, il est vrai, ne regardent que les enfants nourris à Paris et cela n'empêche pas que la mortalité s'y élève encore aujourd'hui à un minimum de 28 pour 100 et ce chiffre est assurément un *minimum*.

L'allocation personnelle a du bon sans doute, mais elle est impuissante à conjurer le mal : il est urgent de faire autre chose.

Et ce n'est pas seulement de l'enfance qu'il faut aujourd'hui se préoccuper; mais aussi de l'homme adulte.

Les nombreux cas d'exemption du service militaire pour causes diverses sont, pour la plupart, le résultat immédiat ou éloigné de la mauvaise direction donnée à l'éducation de l'enfance. Voulons-nous avoir une population plus apte et plus virile ? apprenons à soigner l'enfant.

Notre pays possède dans les enfants assistés une source de richesses qu'il gaspille. Au lieu de les envoyer en nourrice aux départements qui les tuent dans des proportions qui varient entre 58, 66 et 90, 50 (1) pour 100. Ne pourrait-on cultiver économiquement sur certains points de notre territoire où la vie est à bon marché, une pépinière de colons robustes, instruits et moralisés pour notre Algerie qui, elle aussi, meurt d'inanition, alors que les hôpitaux et les prisons regorgent des produits que la mort a dédaigné de prendre chez les nourrices à vil prix ?

Que faut-il faire pour abandonner à la mort moins de victimes; pour remplir les hôpitaux de moins de misères physiologiques, et les prisons d'un troupeau de vices moins nombreux ? Ce qu'il faut, c'est de l'hygiène physique, de l'hygiène intellectuelle et morale ; ce qu'il faut, ce ne sont pas des phrases ou des règlements ; c'est de l'argent : c'est l'expérimentation d'un système nouveau poursuivie avec la précaution et la persévérance nécessaires, jusqu'à ce qu'on ait résolu le problème de l'alimentation du

(1) Statistique de l'assistance publique.

premier âge, qui est en même temps le problème de la mortalité des nourrissons.

« Nous autres médecins, nous n'admettons pas le mal nécessaire; notre rôle est de lutter contre la souffrance, contre tout ce qui menace la vie, et de lutter encore alors même que l'espoir nous abandonne; et quand nous sommes vaincus, ce n'est jamais sans protestation (1). »

Ces paroles, je les voudrais voir traduire en actes.

Pour lutter contre la mortalité du premier âge, la Ville de Paris n'a jamais marchandé ses sacrifices. Elle a créé dans ce but la Direction des nourrices pour le service extérieur des enfants assistés. Elle y a successivement consacré des sommes dont le chiffre annuel s'est élevé graduellement,

En 1841, à 200,000 fr.
En 1850, à 282,000
En 1860, à 323,600
En 1874, à 627,797 (2)

Les résultats donnés par la Direction n'ont pas répondu aux espérances que la ville avait fondées sur cette création. Les chiffres de survie sont loin, malheureusement, d'être proportionnels aux sommes dépensées.

J'ai sous les yeux les chiffres principaux concernant le mouvement de la Direction municipale des nourrices.

Les enfants secourus en moyenne seraient pour les trois années 1872, 1873, 1874, de 4,133, dont la mortalité moyenne aurait été de 42 %. — Ce qui serait un progrès sur les chiffres donnés *comme un minimum* en 1869, par M. Husson.

Pour ces 4,133 enfants, les recettes et dépenses se résument ainsi qu'il suit :

(1) Fauvel, *loco cit.*
(2) Maurice Block.

RECETTES

1° Sommes payées par les parents:	175,000 fr.
2° — par l'assist. publ.	225,000
3° Subvention de la ville et crédits supplémentaires	500,000
Total	900,000 fr.

DÉPENSES

Service intérieur : personnel de la Direction, nourriture des nourrices, etc.	100,000 fr.
Service extérieur : Inspecteurs, médecins, etc.	150,000
Sommes payées aux nourrices	650,000
Total	900,000 fr.

Dans le chiffre ci-dessus des dépenses, ne sont pas compris les chiffres représentant le loyer du local, ni le loyer afférent au prix de l'installation matérielle.

Dans ces conditions chaque enfant coûte à la Direction :

1° Mois de nourrice, par an........	157 fr.
2° id. augmenté des frais généraux.........................,	217 fr.

D'après mes devis, il coûterait :

1° Nourrice	120 fr.
2° id. plus les frais généraux.	500 fr.

Le prix de revient serait un peu plus que doublé; mais en prenant les précautions que j'ai précédemment indiquées, n'arriverait-on pas à diminuer la mortalité de plus de moitié? Ce serait à la statistique à venir à se prononcer là-dessus. Le sujet est grave et mérite qu'on en fasse la tentative.

En tenant compte de la mortalité, ce chiffre 217 fr.

devrait être augmenté de 42 0[0 pour représenter le prix de revient des survivants.

La somme des subventions accordées à la Direction municipale des nourrices se compose de 725,000 fr. ainsi répartis :

Somme payée par l'assistance publique	225,000 fr.
Subvention de la ville........................	250,000
Crédits supplémentaires........., ...	250.000
Total..............	725,000 fr.

Le principe des subventions est donc admis et largement appliqué, à Paris, ainsi que le disait avec très-juste raison M. Husson en 1869. Et ce ne sont pas là les seules allocations de ce genre, car à ce chiffre il faut encore ajouter les 600,000 fr. qui, d'après M. Husson, sont distribués annuellement, à Paris, aux Mères nécessiteuses qui désirent allaiter elles-mêmes et soigner leur enfant.

Le budget de l'enfance se solde donc annuellement, à Paris, par une somme de 1,325,000 fr.

Si avec de telles ressources on n'est pas arrivé à de meilleurs résultats, c'est peut-être simplement parce qu'on n'a jamais cessé de suivre trop servilement les errements du passé. Ce n'est point en faisant toujours la même chose qu'on peut espérer faire beaucoup mieux.

Pour réaliser la fondation que je propose, il ne serait pas nécessaire d'ailleurs d'augmenter de beaucoup les charges de ce chapitre. La ville de Paris possède *extra-muros*, des propriétés entre lesquelles on en pourrait choisir une qui serait affectée à cette destination.

L'appropriation de cet immeuble, c'est-à-dire la construction des pavillons et celle des cuisine, buanderie, bains, etc., pourrait être faite au moyen d'un emprunt spécial remboursable en un certain nombre d'annuités — par exemple : 20,000 fr. par an pendant 20 ans.

Il suffirait d'ajouter à ces dépenses de premier

établissement, dont la ville resterait propriétaire, une allocation annuelle qui permît à la Direction d'organiser le laboratoire sur un pied suffisant pour qu'on puisse s'y livrer à toutes les recherches physiologiques, physiques, chimiques et météorologiques que nécessite la solution du problème ardu de l'éducation de la première enfance.

Ces frais d'installation sont relativement minimes si on veut bien les comparer aux chiffres suivants :

De 1852 à 1859, les dépenses du service extraordinaire (travaux de construction) de l'Assistance publique, ont été de 26,125,057 fr.

Soit......... 3,265,632 fr. par an.

De 1860 à 1867, ils ont été de 42.531,175 fr.

Soit......... 5,316,305 fr. par an.

La ville de Paris a contribué à ces dépenses, sous forme de subventions extraordinaires, de 1852 à 1867, pour une somme totale de 23,389,291 fr.

PLANS ET DEVIS.

Les plans et devis relatifs à ce projet ont été dressés sur ma demande par *M. Schacre, architecte*, après un examen réfléchi du programme et l'étude comparative des diverses constructions récentes où l'on a cherché à appliquer économiquement les lois de l'hygiène.

J'en donne ici un extrait avec la description des dispositions adoptées pour les pavillons d'enfants.

On trouvera la liste des bâtiments accessoire avec leurs surfaces respectives dans le devis sommaire qui vient à la suite.

DESCRIPTION D'UN PAVILLON DOUBLE POUR DIX ENFANTS.

Chaque pavillon a 13 mètres de longueur et 5 mètres de largeur sous-œuvre sur 3^{m}60 de hauteur moyenne.

Il est divisé sur la largeur en deux chambres égales par une cloison, en planches rainées et à couvre-joints, qui n'est percée d'aucune ouverture afin d'éviter autant que possible toute communication d'air entre les deux salles.

La coupe forme un trapèze, le côté incliné représentant le plafond et la toiture en appentis.

Les parois sont formées de deux épaisseurs de revêtements en planches rainées, laissant entre elles un vide ou matelas d'air de $0^{m}08$ d'épaisseur.

L'épaisseur totale de la cloison est de $0^{m}13$.

Les planches de revêtement sont fixées horizontalement sur les poteaux intermédiaires de 0,08 d'équarrissage et engagées à feuillures dans les poteaux corniers de $0^{m}15$ de côté.

Le bâtis est divisé sur la longueur en sept travées de $1^{m}70$ de largeur, sauf la travée du milieu où est le palier d'entrée qui a 2 mètres de largeur.

Les poteaux du bâtis montent de fond et supportent les huit fermes en appentis composées chacune d'un arbalétrier moisé et boulonné aux deux extrémités sur le sommet des poteaux et d'un entrait également moisé et boulonné. L'arbalétrier est soulagé dans sa portée par deux potelets le reliant à l'entrait.

Le plancher est fixé sur des solives portant, ainsi que les poteaux du pan de bois, sur un chassis de fort équarrissage, solidement relié et formant une sorte de plate-forme rigide permettant de réduire le nombre des points d'appui sur le sol. — Disposition nécessitée par le programme qui comporte pour les pavillons la faculté de pivoter sur un axe central dans le but de graduer l'orientation de la face ouverte à l'air et à la lumière.

Ce *pivotage* sera obtenu au moyen d'une crapaudine ou d'une double douille et de quatre galets roulants sur un rail circulaire établi sur de courtes traverses rayonnantes.

Le poids du mètre superficiel bâti de ces pavillons, y compris ameublement et habitants ne dépassant pas 100 kilog. et le frottement de roulement sur rails n'étant que de 1/2 p. 0/0, il suffira d'un effort peu considérable pour leur imprimer, même de l'intérieur, le mouvement de *pivotage* (1).

Chacune des deux salles est éclairée sur la face haute, orientée en temps ordinaire au Sud-Sud-Est, par une seule fenêtre à hauteur d'appui de 1m70 de largeur et de 1m»» de hauteur.

Cette fenêtre sert plutôt pour la vue au dehors que pour l'éclairage intérieur qui est largement fourni par une grande ligne de châssis vitrés de 1 mètre de hauteur, se développant sur toute l'étendue de la façade, c'est-à-dire sur une longueur de 13m26, dont il n'y a à déduire que les épaisseurs des poteaux.

C'est surtout pour obtenir une prise de lumière plus élevée avec des châssis verticaux que nous avons adopté le toit en appentis : — Cette disposition, facilitée par la faible portée de la toiture, offre encore, à notre sens, plusieurs avantages :

1° Elle donne, sans grande augmentation de dépense, un cube d'air intérieur plus grand que ne le ferait une couverture à deux versants ayant la même hauteur faîtière.

2° Elle déverse les eaux de pluie d'un seul côté ;

3° Et surtout, elle permet de donner à la façade par laquelle on veut appeler l'air et la lumière un plus grand développement, et de réduire celui de la face ou des faces qui doivent plus particulièrement servir d'abri protecteur. Et, sous ce rapport même, la forme de toit en appentis semble imposée par le principe de l'orientation variable.

(1) Le poids total d'un pavillon double étant évalué à 10000 k. en moyenne, le poids de roulement sera $\frac{10000}{200} = 50$ k. qui réduits au 1/10 par un engrenage, donnent pour l'effort nécessaire 5 k.

Nota. — Les branchements de canalisation intérieure se rac-

La paroi opposée à la face haute est percée de deux ouvertures en face de deux fenêtres basses et de même surface. Ces ouvertures garnies de volets doubles sont destinées à l'aération.

Le plafond suit la pente de la couverture. Il est en planches rainées fixées sur l'épaisseur intérieure des arbalétriers. Il forme avec la couverture une épaisseur de 0^m30, avec une couche d'air intermédiaire de 0^m25.

La couverture sera en tôle ondulée galvanisée fixée sur des fers à T légers, en manière de pannes, d'un arbalétrier à l'autre, ou en zinc fixé sur voliges.

Des prises d'air et trappes de ventilation sont ménagées dans les parois et au plafond pour la ventilation naturelle, indépendamment des moyens de ventilation artificielle qui devront être employés suivant les dispositions particulières adoptées pour le chauffage et l'éclairage.

Attenant extérieurement à la façade postérieure, dont la hauteur verticale est de 2^m50 à partir du plancher (élevé lui-même de 0^m65 au-dessus du sol extérieur), est un appentis renfermant un cabinet d'aisances avec tinette mobile et désinfecteur; et en face un cabinet pour le linge sale disposé de façon à en permettre l'enlèvement du dehors et sans l'intervention de la nourrice (1).

Du même côté, mais ne tenant pas à la construction, est une petite étable mobile pour trois chèvres, dont le carrelage est de 0^m15 en contre-bas du plancher du pavillon.

corderont avec les conduites extérieures au moyen de joints hydrauliques pour le gaz et de raccords mobiles créés *ad hoc* pour l'eau.

M. Sibon, l'habile mécanicien, avec qui nous avons étudié cette partie du programme, prépare un modèle de mécanisme offrant la solution pratique de ce problème du pivotage des pavillons qui est en quelque sorte la caractéristique du projet.

(1) Le linge blanc lui sera également remis chaque jour par une trappe spéciale sans aucun dérangement pour elle.

Ces étables sont en pans de bois hourdés de briques sur champ et couvertes en appentis.

Les berceaux de 1 mètre de longueur sur 60 centimètres de largeur, fixés sur de petits chariots, sont rangés dans les deux chambres contre la face longue du fond, faisant front à la face haute et recevant tous, par la grande ligne des châssis vitrés, la même quantité de lumière.

Le lit de la nourrice est placé dans chaque chambre contre la cloison mitoyenne, dans l'écoinçon formé par cette cloison et le carré ou palier servant d'entrée aux deux chambres, de sorte que, sans communiquer directement, les deux nourrices peuvent facilement s'appeler l'une l'autre en cas de besoin.

Le reste de l'ameublement se compose de casiers pour les effets des enfants et des nourrices. encastrés dans l'épaisseur des cloisons avec la saillie intérieure nécessaire, de deux chaises par chambre, d'une table crédence, d'un petit bassin avec jet d'eau continu destiné non-seulement à fournir l'eau mais à contribuer à la salubrité de l'habitation.

L'éclairage est prévu au gaz (1). Chaque chambre aura un brûleur placé dans l'axe de la fenêtre basse pour qu'on puisse du dehors contrôler le degré de lumière.

La capacité de ces pavillons pour dix enfants est de 220 mètres cubes, déduction faite de la saillie intérieure des tambours de l'entrée et du volume des objets meublants :

Ce qui donne pour chaque enfant, la nourrice

(1) Le mode de chauffage n'est pas spécifié dans le projet. Cette grave question fait l'objet d'études et d'expériences spéciales sur les différents systèmes en présence et particulièrement sur le chauffage par le gaz que nous voudrions pouvoir appliquer en le combinant avec l'éclairage, la ventilation et la production d'eau chaude.

étant comptée pour deux, un cube d'air de $18^m,333$ (1) dont le renouvellement régulier devra se faire suivant les exigences de l'hygiène.

Les dix pavillons affectés au service de l'Infirmerie et de la Quarantaine ont la même superficie que les pavillons d'habitation, mais ils varient, bien entendu, comme disposition intérieure.

La surface couverte par les 60 pavillons est de..	$5,460^{m^2}$,
Celle couverte par les bâtiments accessoires est de.........................	1,850
Surface totale des constructions projetées..	$7,310^{m^2}$.

(1) La Crèche de la paroisse Saint-Ambroise (M. Picq, architecte), établie pour 50 enfants a 18^m58 de longueur, 7^m30 de largeur et 4^m70 de hauteur : soit un cube de 647^m48, ce qui donne un cube par enfant de 12^m950.

La quantité d'air expulsée et renouvelée par la ventilation artificielle est de 1,800 mètres cubes par heure et de 0,500 m. cube par seconde.

M. le général Morin, qui cite ces chiffres dans son traité de chauffage et de ventilation, parle de cette installation comme donnant des résultats très-satisfaisants.

DEVIS SOMMAIRE

de la dépense pour les bâtiments et les installations.

DÉSIGNATION DES OUVRAGES		SOMMES
I. BATIMENTS. 1° *Pavillons.* Le montant d'un pavillon (14 m. × 6 m. 50) couvrant une surface de 91 m. (y compris la saillie des toits et cabinets), calculé sur la série de prix de la ville de Paris, s'élève à la somme de	3,500 »	
Les travaux projetés devant être exécutés hors Paris pourront bénéficier : 1° De la valeur des droits d'octroi compris dans la série de prix de Paris ; 2° d'une moins-value de main-d'œuvre ; 3° De l'économie et de la facilité d'exécution résultant pour l'entrepreneur de la nature même des constructions et de la répétition très-multipliée de parties semblables, tant pour les pavillons que pour les bâtiments accessoires.		
A reporter	3,500 »	

DÉSIGNATION DES OUVRAGES		SOMMES
Report. .	3,500 »	
En conséquence, et vu les rabais (1) obtenus à Paris même, dans les adjudications récentes, la déduction à faire peut être estimée à 25 p. 100; soit pour un pavillon	875 »	
Reste pour montant d'un pavillon	2,625 »	
Et pour 60 pavillons . . .	. . . . .	157,500 »
Prix du mètre superficiel bâti pour les pavillons 28 fr. 85 (1).		
A reporter	. . . . .	157,500 »

(1) Adjudications diverses dans Paris.

25 avril 1875. *Mairie du 12e arrondissement.*

— Menuiserie, 68,425 fr.

— Tiel adjudicataire à 21 fr. 20,0/0 de rabais.

— Peinture et vitrerie à 22,050 fr.

— Biorret adjudicataire à 31 fr. 10,0/0 de rabais.

9 mai. *Bâtiments de la nouvelle Préfecture de police.*

— Canalisation et appareils à gaz, Maldant adjudicataire, à 31 fr. 50 p. 0/0 de rabais.

— *Marché aux chevaux.*

— Terrasse, maçonnerie et ardoiserie, Roussel adjudicataire, 25 fr. 80 p. 0|0 de rabais.

— Charpente, Garibal adjudicataire, 30 fr. 40 p. 0|0 de rabais.

— Couverture, plomberie, Renaudot et Poupart adjudicataire, 28 fr. 50 p. 0|0 de rabais.

— Canalisation et appareils à gaz, Bigot, Akar et Ce, 28 fr. 80 p. 0|0 de rabais.

— Menuiserie, Mercier adjudicataire, 25 fr. 50 p. 0|0 de rabais.

— Serrurerie, Baudet, adjudicataire, 30 fr. 50 p. 0|0 de rabais.

— Peinture, vitrerie, Bretou adjudicataire, 37 fr. 30 p. 0|0 de rabais.

(1) Les ambulances construites au moment de la guerre dans l'enceinte de l'hôpital Saint-Antoine par M. Pombla, architecte et entrepreneur, ont coûté 28 fr. 40 le mètre superficiel.

Le prix d'une *baraque* a été de 4,130 fr. non compris l'amé-

DESIGNATION DES OUVRAGES		SOMMES
Report. .	. . . . . .	157,500 »
2° *Bâtiments accessoires* (Surfaces bâties)		
Cuisine, boulangerie, réfectoire et bains.	400^{m} »	
Ecurie, étables de chèvres .	270 »	
Blanchisserie et lingerie. .	300 »	
Bureaux, laboratoire d'études, pavillon de décès. .	210 »	
Abris pour promenades et jeux	220 »	
Petite usine à gaz avec hangars	450 »	
Superficie des bâtiments de service.	1850^{m} »	
Les estimations faites donnent une dépense moyenne de 50 fr. (1) par mètre superficiel couvert, en tenant compte du rabais probable.		
Soit 1850,00 × 50,00 . . .	. . . . . .	92,500 »
Nota. Des chambres pour le personnel seront ménagées dans les différents bâtiments de service.		
Total pour les bâtiments.	. . . . . .	250,000 »
II. INSTALLATIONS DIVERSES		
Appareils et meubles.		
Réservoir d'eau	2 000 »	
A reporter.	2,000 »	250,000 »

nagement du sol ni le calorifère. Elles ont chacune 25^{m}50 de longueur, 5^{m}50 de largeur sans la saillie des toits.

Ces *baraques*, bien construites et bien entretenues, servent aujourd'hui de salles pour les malades auxquelles elles sont bien plus avantageuses que les anciennes salles en maçonnerie, suivant les constatations précises de M. Guy, directeur de l'hôpital.

(1) Les constructions de l'exposition de Lyon exécutées par M. Savy, sont revenues à 30 fr. le mètre superficiel, compris les refends, vitrages et couvertures (en feutre.)

DÉSIGNATION DES OUVRAGES		SOMMES
Report. .	2,000 »	250,000 »
Appareils pour la fabrication du gaz: (fours, cornues, refrigérants, épurateurs, etc.; 2 petits gazomètres; cheminées, petite machine à vapeur et accessoires). . . .	50,000 »	
Appareils de la blanchisserie mécanique (cuviers, lessiveuses, essoreuses, séchoirs, etc.).	6,500 »	
Cuisine et réfectoire (foyers, tables, vaisselle). .	1,800 »	
Bains et piscines (la tuyauterie compte à part). .	2,000 »	
Laboratoire d'études, non compris les appareils scientifiques.	1,000 »	
Ecurie et basse-cour. . .	2,500 »	
Ameublement des pavillons à 500 fr. × 60	30,000 »	
Ameublements divers. .	1,800 »	
Canalisation pour le gaz.	8,000 »	
Conduite d'eau	12,000 »	
Appareil de chauffage et ventilateurs	7,000 »	
Rigoles, aménagements divers	10,000 »	
Total pour les installations	134,600»	134,600 »
Total pour les constructions et installations. . . .	. . . . . .	384,600 »
Frais d'agence des travaux	. . . . . .	19,330 »
Total général. . .	. . . . . .	403,930 »

Nota. La surface de terrain nécessaire pour l'établissement de ces constructions et de leurs abords, avec cours et promenoirs est, d'après un premier plan d'ensemble, de 5 hectares.

Paris, ce 1er juin 1875.

J.-B. SCHACRE, *architecte*.

Tel est le chiffre de la dépense probable pour l'installation matérielle de l'établissement.

Voici maintenant quelle serait approximativement la dépense annuelle nécessitée par son fonctionnement.

Devis aproximatif de la dépense annuelle.

Appointements de 180 personnes, à 600 francs en moyenne.	108,000	»
Appointements du personnel de la direction.	25,000	»
Nourriture pour 200 personnes. . . .	83,402	50
Nourriture des animaux.	65,580	50
Chauffage, éclairage — 200,000 kilog. de houille et coke, évalué à 25 francs.	5,000	»
Blanchissage. — Houille comprise . .	10,500	»
Frais pharmaceutiques	3,000	»
Entretien du matériel (1/40 de la valeur).	10,000	»
Café (10 grammes par personne et par jour), soit 730 kilog. par an à 4 francs. .	2,920	»
Sucre 20 grammes par personne et par jour à 1 fr. 50 c. le kilog.	2,190	»
Total des dépenses prévues	315,593	»
Dépenses imprévues.	14,407	»
Total.	330,000	»

Les chiffres ci-dessus ont été établis d'après les documents les plus sérieux que j'aie pu consulter. J'ai établi le prix de l'alimentation annuelle d'après les cours moyens des halles et marchés.

Nourriture par jour, pour 200 personnes.

150 kilog. pain à 35 c.	52	50
160 litres vin (80 centilit.) à 35. c. . .	56	»
50 kilog. viande à 1 fr. 60 c.	80	»
Légumes 20 c. par personne.	40	»
Total	228	50
Par an	83,402	50

Le coût d'entretien des animaux est une moyenne établie d'après des renseignements qui m'ont été fournis par divers nourrisseurs des environs de Paris.

Nourriture des animaux.

150 chèvres à 75 c.	41,052 50
24 vaches à 1 fr. 80 c.	12,118 »
10 ânesses à 1 franc.	3,650 »
8 juments à 3 francs	8,760 »
Total	65,580 50

J'ai basé le prix du blanchissage sur les chiffres publiés par l'assistance publique.

Les frais de blanchisserie ont étéévalués à la Salpétrière en 1854, par l'administration, et établis de la façon suivante ; pour 100 kilog.

Lessivage	1 956
Lavage	1 897
Séchage (à l'air ou à l'étuve). . .	0 963
Pliage	0 649
Total	5 467

En raison de l'installation économique prévue et du séjour à la campagne, j'ai établi le prix de 3 f. 50 par 100 kilos.

700 kilos par jour, soit	255,500 k.
plus pour linge de service	54,500 k.
Soit, par an	300,000 k.

M. Schacre a établi le devis d'architecture en prenant pour point de départ le prix de la série de Paris, diminué d'un chiffre qui a pour base la moyenne des offres d'un certain nombre d'adjudicataires de marchés officiels et d'une moins-value représentant le prix d'entrée des matières premières dans Paris et le meilleur marché de la main-d'œuvre à la campagne.

Dans le coût des appareils nous avons consulté

les prix courants des meilleures maisons de fabrication.

Il s'agit donc d'une dépense annuelle de 330,000 f.

Ce qui donnerait le prix moyen de 55 fr. par mois, dépensés pour chaque nourrisson.

Cinquante-cinq francs par mois, tel est le chiffre aussi approché que possible auquel je crois pouvoir établir le prix net de l'élevage pour chaque nourrisson qui se trouverait placé dans les conditions idéales que j'ai décrites, sous le rapport de la salubrité, des soins matériels et de la surveillance médicale.

Il ne suffit pas d'esquisser à grands traits un projet idéal. Il faut démontrer qu'au point de vue économique ce projet est réalisable et pratique. Il faut pour cela descendre des aspirations de la science au terre à terre des calculs de détail.

Or, de ces calculs il résulte clairement, je pense, qu'il est possible de créer près de Paris, dans des conditions économiques qui ne seraient point une trop lourde charge pour la ville, un établissement-école dans lequel on apprendrait à diminuer le tribut que la mort prélève annuellement sur les enfants du premier âge.

Ce chiffre de 55 fr. représente à peine le prix de revient des enfants que leurs familles mettent en nourrice aux environs de Paris, prix toujours terriblement élastique, car il faut ajouter au prix convenu, le sucre, le savon, les frais médicaux et pharmaceutiques, les cadeaux à la nourrice et au frère de lait à l'occasion des fêtes ou anniversaires, de la première dent, etc., etc.

Je n'ai pu, dans cette étude préliminaire, évaluer même approximativement la part afférente au laboratoire. Le laboratoire sera l'école proprement dite. C'est lui la clef de voûte de l'œuvre. Les résultats qu'on sera en droit d'en attendre seront en raison des moyens d'étude qu'il pourra mettre à la disposition des travailleurs qui le fréquenteront.

J'espère que le Conseil municipal de Paris, accordera à cette grave question de l'éducation et de la mortalité des nourrissons, en d'autres termes, à la DÉPOPULATION DE LA FRANCE, l'importance qu'elle mérite. Il ne se bornera pas à déplorer les funestes conséquences du système actuellement employé. Par cela même que d'ici longtemps encore il ne sera pas possible d'y remédier pour les nouveau-nés, il est urgent qu'on se mette promptement à l'œuvre. Je suis convaincu que, se montrant plus soucieux de cette importante question que les administrations qui l'ont précédé, il voudra bien, après avoir examiné le programme que j'ai l'honneur de lui exposer, en faire l'objet d'une délibération spéciale, qui ne saurait manquer d'être féconde en résultats utiles pour l'avenir du pays.

PARIS. — IMP. VICTOR GOUPY, RUE GARANCIÈRE, 5.

PAVILLON

de deux Salles pour 10 Enfants

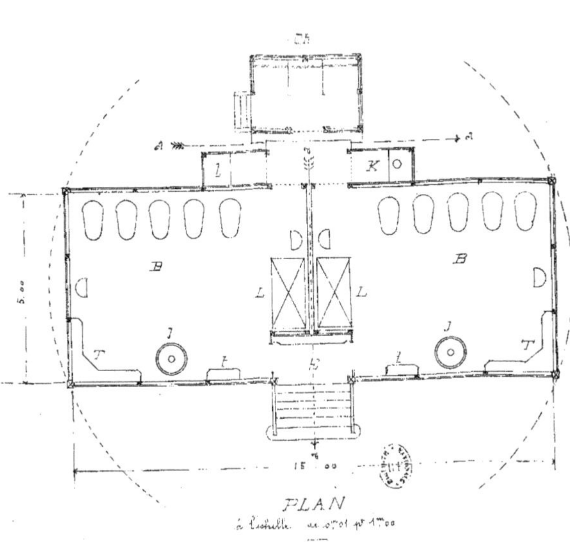

PLAN

à l'échelle de 0m01 pr 1m00

Légende

E. Entrée.

L. Lits des deux nourrices

B. Berceaux.

J. Bassin avec jet d'eau. (Chauffage. Éclairage)

T. Table-crédence. – Casiers.

K. Cabinets.

l. hotte pour le linge sale.

t. trappe pr recevoir le linge blanc.

Ch. Cabane à chèvres.

a.a. Intervalles pr circulation d'air.

Nb. Voir la description du Pavillon pour le Chauffage, la ventilation et l'éclairage.

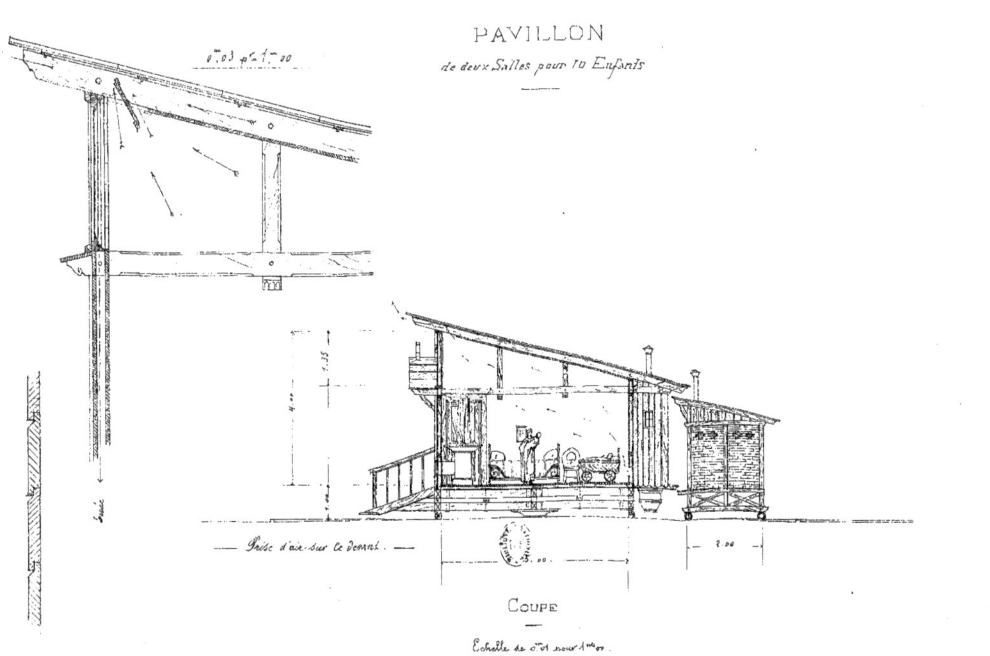
PAVILLON
de deux Salles pour 10 Enfants
Prise d'air sur le devant.
Coupe
Echelle de 0m01 pour 1m00.

PAVILLON

de deux Salles pour 50 Enfants.

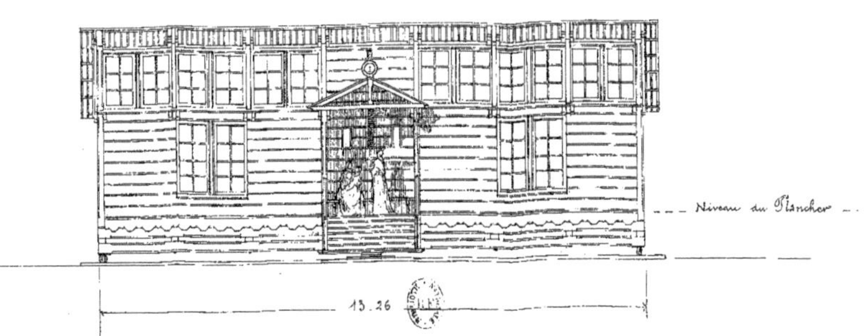

ÉLÉVATION

à l'Echelle de 0,01 p.r 1.00

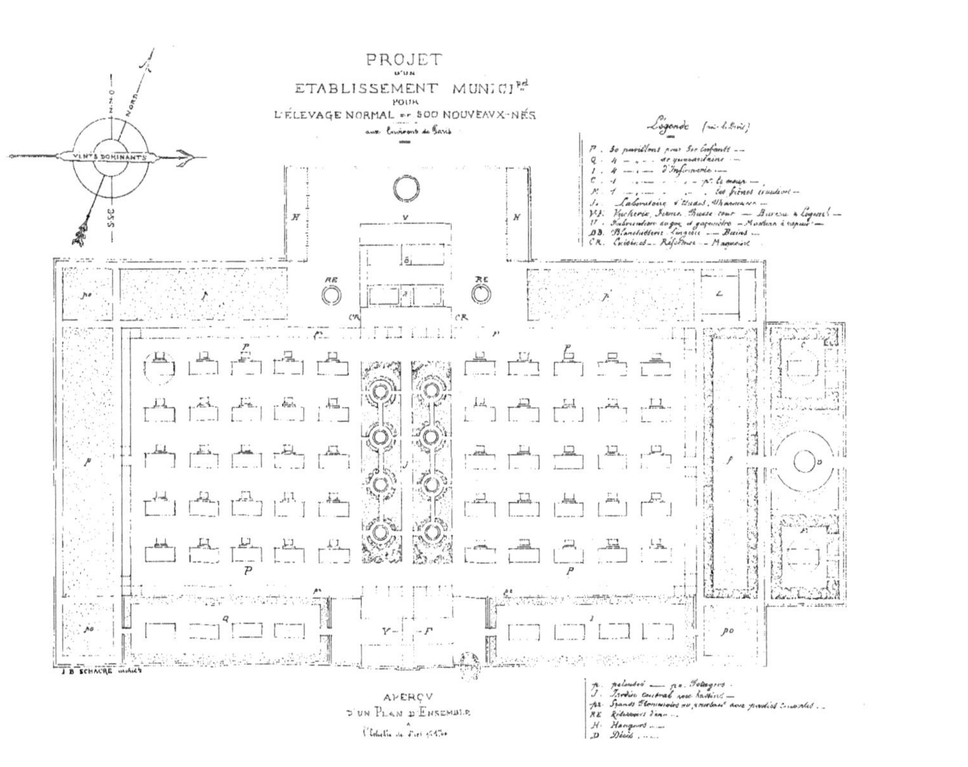
PROJET
D'UN
ETABLISSEMENT MUNICIPAL
POUR
L'ÉLEVAGE NORMAL DE 500 NOUVEAUX-NÉS
aux Environs de Paris
VENTS DOMINANTS
NORD
Légende
P. 50 pavillons pour 500 enfants
I. 4 d'Infirmerie
RE Réservoirs d'eau
H. Hangars
D. Décès
J. B. SCHACRE
APERÇU
D'UN PLAN D'ENSEMBLE

www.ingramcontent.com/pod-product-compliance
Ingram Content Group UK Ltd.
Pitfield, Milton Keynes, MK11 3LW, UK
UKHW012105240726
13965UKWH00004B/1543

9 782013 096041